COMO SE DAR BEM COM SEUS COLEGAS DE TRABALHO

APRENDER A LIDAR COM AS PESSOAS COM QUEM VOCÊ TRABALHA, ATIVIDADES PARA MELHORAR AS RELAÇÕES DE TRABALHO

Gaston Echevarria

Tabela de Conteúdos

Introdução

Provavelmente mais pessoas do que você pensa passam a maior parte do tempo trabalhando com outras pessoas em uma situação relacionada ao emprego. E, a não ser que tenham sorte, estes indivíduos não podem escolher quem são os seus colegas de trabalho.

Infelizmente, nem todos sabem como se dar bem com os outros. Isso pode causar todos os tipos de situações difíceis, tornando quase impossível passar o dia.

Trabalhar bem com os outros é crucial em qualquer situação. No entanto, é ainda mais importante num ambiente de trabalho. Porquê? Tudo se resume a coisas como eficiência, produtividade e moral dos funcionários... só para citar alguns.

O tamanho da empresa ou negócio para o qual você realmente trabalha não importa. As regras são basicamente as mesmas, quer se trabalhe com outra pessoa ou com 1000 pessoas. Cada indivíduo merece o mesmo nível de consideração.

Durante sua busca de emprego, você já notou a frase "deve funcionar bem com os outros" na descrição do emprego ou candidatura? Se sim, há uma boa razão para isso. Os empregadores não querem contratar indivíduos que não trabalham bem com os outros. Normalmente causa problemas desde o início.

Definição de outros

Neste caso, "outros" pode ser definido como todas as pessoas com quem você entra em contato durante o trabalho. Obviamente, a resposta vai ser diferente para todos. No entanto, pode incluir o chefe, seus colegas de trabalho, os clientes ou clientes com quem você interage, qualquer fornecedor que você usa, a equipe de RH, a.... equipe de manutenção ou limpeza - a lista continua.

Uma das principais razões pelas quais é tão importante tratar todos igualmente é que você nunca sabe o que uma pessoa pode ajudá-lo ou fazer por você no futuro. Naturalmente, isso significa nunca tirar partido da assistência ou da vontade de ajudar de uma determinada pessoa, em quaisquer circunstâncias.

Estás familiarizado com a expressão "não é o que sabes, é quem conheces"? Pensa assim. Alguém com quem você não interage diariamente, mas que ainda assim considera um conhecido amigável, pode compartilhar alguns conselhos com você sobre um amigo que você está contratando para uma posição que você adoraria ter. Sem esse conselho, não irias perceber a oportunidade. Este cenário acontece muito mais do que provavelmente pensas. Só mais uma razão para ter consideração por todos.

Outra possibilidade é fazer um amigo que de outra forma não terias. A diversidade no local de trabalho é mais comum do que nunca. Isto dá aos indivíduos uma oportunidade muito melhor de fazer amizade com alguém que não faz parte da sua vida diária. Pode ser alguém que trabalha em um departamento diferente ou a pessoa que mantém os terrenos do escritório. Quando se trata de conhecer e fazer um novo amigo, as possibilidades são quase infinitas.

Por que pode ser difícil trabalhar com outros

Há várias razões pelas quais pode ser difícil trabalhar com outros. Muitas pessoas têm tendência a trazer os seus egos para o seu local de trabalho. Pode ser que esses indivíduos sejam realmente autoconscientes e inseguros de si mesmos. Então, eles usam um grande ego como disfarce.

Honestamente, a grandiloquência no trabalho vira-se contra a maior parte do tempo. Cria ressentimentos e maus sentimentos muito rapidamente. Quando um empregado não trabalha bem com os outros, por qualquer motivo, as chances de que essa pessoa acabe sendo demitida são altas.

Se este comportamento inapropriado continuar, a mesma pessoa corre o risco de ser demitida uma e outra vez até que finalmente encontre um emprego em que não importa se dar bem com as pessoas. É um cenário triste quando se pensa nisso. Não deixes que isso te aconteça!

Outra parte desafiadora do trabalho com os outros é fazer um esforço para evitar a competição. Se um colega de trabalho não se dá bem com você, pode ser por causa dos aspectos competitivos de sua descrição de trabalho e do fato de que ele está tentando bater em você em alguma coisa.

Sim, é verdade que um pouco de

concorrência amigável pode atrair trabalhadores para melhorar o seu desempenho. No entanto, aumentar o desempenho profissional de outra pessoa para chegar até ela não vai fazer nada mais do que ferir seus sentimentos. Isso pode levar a um declínio em seu próprio desempenho e pode até fazer com que você pense em ir em frente e encontrar um emprego em outro lugar.

A importância do respeito

Se todos no trabalho não são tratados com respeito, pode ser mau para os negócios. Se você não sente que está sendo tratado com respeito no trabalho, pode ser extremamente difícil fazer o melhor que puder. O mesmo se aplica aos seus colegas de trabalho. Podem não ser capazes de desempenhar as suas funções de forma eficiente se e quando um colega de trabalho desrespeitoso tiver comprometido a sua confiança.

O respeito mútuo entre os trabalhadores também ajuda a fomentar uma atmosfera de cooperação entre os membros da equipe. Se você respeitar as pessoas com quem trabalha, é muito mais fácil trabalhar com elas para alcançar um objetivo. Se você não tem nenhum respeito pelos seus colegas de trabalho ou suas habilidades, por que você contaria com eles para ajudá-lo?

A melhor forma de uma equipa de colaboradores construir um vínculo de respeito mútuo é através de formação e exercícios concebidos para ajudar todos a conhecer os seus colaboradores e as suas competências. Pode ser tão simples como ter cada membro da equipa a partilhar o seu nome e as partes do seu trabalho onde se sentem melhor.

Em um ambiente onde o comportamento desrespeitoso é comum, o conflito entre você e seus colegas de trabalho é mais provável de eclodir. Mas é importante não deixar que o comportamento desrespeitoso o afete e o faça agir da mesma maneira.

Um conflito no trabalho tem um impacto
negativo na moral e na produtividade
global. Se você acha que um colega de
trabalho não está tratando você com
respeito, converse com ele ou ela sobre
seu comportamento de uma maneira
calma e respeitosa. Se você não estiver
disposto a discutir isso, leve o assunto ao
seu chefe ou supervisor.

Habilidades e hábitos essenciais que você precisa para trabalhar com os outros

Há muitas habilidades e hábitos essenciais que você precisa para trabalhar bem com os outros. Desenvolver os hábitos certos, desde o início, ajuda a orientá-lo para coisas como um salário mais alto e oportunidades de liderança. Como mais e mais empresas estão tomando a decisão de contratar dentro da empresa, essas coisas são mais importantes do que nunca.

Muitas destas coisas irão provavelmente parecer-lhe óbvias. No entanto, se fossem óbvias para todos, não precisariam ser listadas. Tenha em mente que esta não é uma lista completa das habilidades e hábitos que você precisa para ter sucesso, mas definitivamente lhe dá um bom ponto de partida. Como você provavelmente pode ver, muitas dessas sugestões não exigem muito mais esforço do que se lembrar delas. Não há razão para entrar em pânico e pensar que tens de mudar todo o teu estilo de vida.

Embora estas coisas possam parecer insignificantes quando analisadas separadamente, não fazer várias delas representa um problema maior. Pode significar a diferença entre manter um emprego e ser despedido. Isto é especialmente verdade na economia de hoje. Com tantas pessoas procurando emprego ativamente, os empregadores geralmente acham muito fácil preencher suas vagas.

Assumir a responsabilidade

É sempre importante assumir a responsabilidade pelas coisas que fazemos, especialmente quando algo corre mal. Ninguém é perfeito. Todos menos alguns empregadores irrealistas percebem isso. Se você cometer um erro e afirmar que não foi culpa sua, não só você não está dizendo a verdade, mas você também está dando a impressão de que você não estava no controle da situação.

Quando assumires a responsabilidade, provavelmente vais reparar em duas coisas. Primeiro, é provável que seus colegas de trabalho estejam mais dispostos a ajudá-lo a corrigir o problema e ajudá-lo a ter sucesso. Em segundo lugar, essas mesmas pessoas se sentirão mais à vontade com você, sabendo que

você é honesto e que nunca vai culpar
ninguém mais.

➢ *Mantenha uma mente aberta*

Mesmo em situações em que você sabe
que está 100% certo, é sempre
aconselhável manter uma mente aberta.
Isto é especialmente verdade quando você
está em uma posição gerencial. Porquê?
Se você nunca está aberto a novas idéias
ou alternativas, você pode encontrar
alguém que sabe tudo. Quando isso
acontece, as pessoas ficam na defensiva
muito rapidamente e a partir daí é a
descida.

É muito mais produtivo mostrar um
pouco de humildade e preocupação por
realmente encontrar a resposta certa para
cada problema e situação. Como cada

pessoa tem um processo diferente de resolução de problemas, o trabalho em equipe realmente tem o potencial de resolver problemas e gerar grandes idéias muito mais rapidamente.

> ***Cumprir os seus compromissos***

Sempre tente dar tempo suficiente para concluir os projetos em tempo hábil, mesmo quando algo inesperado surge. É muito melhor dar a si mesmo mais tempo do que você precisa para terminar cada vez que você está trabalhando, do que subestimar o tempo necessário para completar a tarefa. Dessa forma, você não precisa se preocupar em desapontar seu empregador ou colegas.

Faça um esforço extra. Mantenha-se sempre a par das coisas, sempre que possível. Isto consegue duas coisas. Primeiro, fortalece as relações no local de trabalho. Em segundo lugar, dá-lhe informações importantes sobre o seu desempenho.

> ***Praticar a higiene adequada***

Independentemente de você estar trabalhando com o público ou em um escritório, a prática da higiene adequada é essencial quando você trabalha com outras pessoas. Ninguém quer estar perto de alguém que cheire mal ou pareça ter dormido com a roupa. Isto não significa que tenhas de te vestir como um rico e famoso. Significa simplesmente tomar banho diariamente e vir trabalhar com um aspecto e cheiro apresentável.

Se você tem um orçamento limitado, considere comprar roupas em lojas de economia locais. Você pode fazer grandes negócios com roupas que são perfeitamente adequadas para o trabalho. Estas lojas costumam armazenar uma grande variedade de fatos de negócios a preços fantásticos. Só é necessário estar lá no momento certo, ou seja, nos dias em que a filial recebe remessas.

➢ *Desligue o telefone*

Quase toda a gente tem um telemóvel hoje em dia. Se você trabalha em um escritório grande, o toque constante pode ser uma grande distração. A menos que precise do seu telefone para o trabalho, desligue-o ou guarde-o. Ler rapidamente uma mensagem de texto quando alguém está falando com você é extremamente rude. Dá a impressão de que o seu telefone é mais importante do que o seu trabalho. Tenha o hábito de verificar as suas mensagens ou fazer chamadas rápidas durante os intervalos ou o almoço.

> ### *Crédito Partilhado*

Quando aplicável, compartilhar crédito com seus colegas de trabalho é um sinal certo de que você trabalha bem com os outros. Não só essa pessoa ou indivíduos como você ainda mais do que eles fizeram antes, você provavelmente vai ganhar um nível mais elevado de respeito também.

Por outro lado, se você não compartilhar crédito quando é devido, você vai ganhar uma reputação como alguém que é egoísta e quer sabotar todos os outros em uma tentativa de chegar à frente. Se te safares sem ninguém se queixar, não percas tempo a celebrar. Na realidade, a verdade geralmente prevalece e você não vai conseguir chegar à frente - você pode estar na fila para os desempregados.

➢ *Não interrompa*

Você já esteve no meio de uma conversa, só para ser constantemente interrompido? É irritante, não é? Por essa razão, nunca seja o único que interrompe. Mesmo que você tenha uma grande idéia que mal pode esperar para compartilhar, espere até que seja a sua vez de falar. Respire fundo e relaxe. Vais partilhar as tuas notícias ou ideias antes de dares por isso.

Aqui está um pequeno segredo. Há indivíduos que não estão tão impressionados quando você fala, não importa quão fantástica seja a sua ideia. Estas pessoas preferem falar sobre si mesmas. Então, quando os deixas falar primeiro, é uma boa maneira de os fazer amar-te. Depois disso, eles podem ser mais receptivos ao que você diz.

➤ *Sorriso*

O ato de sorrir é muitas vezes referido como o gesto mais poderoso de uma pessoa. A ciência pode apoiar o fato de que os indivíduos que sorriem muitas vezes não são apenas mais felizes, mas também mais bem-sucedidos. Melhor ainda, sorrir não te custa um centavo. É livre para sorrir e ver como o mundo (ou pelo menos as pessoas com quem você trabalha) lhe devolve seu sorriso.

É interessante notar que alguns módulos de treinamento para posições de atendimento ao cliente relacionadas ao telefone exigem que os agentes mantenham um pequeno espelho ao lado do telefone. Desta forma, o agente pode certificar-se de que estão a sorrir quando falam com o cliente. Acredite ou não, a pessoa do outro lado do receptor pode ouvir o sorriso na voz do agente. Isso torna a interação entre os dois muito mais agradável e as vendas muitas vezes maior.

> ### ➤ *Utilizar recursos*

Trabalhar bem com os outros, na medida das suas possibilidades, às vezes envolve o uso de recursos. Dependendo de onde você trabalha e de sua descrição de cargo, muitas empresas oferecem todos os tipos de opções para você aproveitar.

Estes recursos podem ser coisas como seminários, sessões de treinamento, programas de fitness, equipamentos de segurança gratuitos, saúde mental e aconselhamento familiar, e muito mais. Se você encontrar um bom recurso que você acha que beneficiaria seu ambiente de trabalho e seus colegas de trabalho, não hesite em mencioná-lo ao seu gerente ou chefe. Quem sabe? Você pode até mesmo receber uma pequena recompensa ou bônus por tomar a iniciativa de recomendar algo que possa ajudar o seu negócio a ter sucesso.

> ### *Não faças barulho.*

Se o seu empregador lhe permite ouvir música ou algo semelhante, não faça barulho. Use fones de ouvido ou mantenha o volume em um nível que não o distraia. Lembra-te, nem todos terão o mesmo gosto musical que tu. Se os seus colegas de trabalho não gostam do que ouvem, provavelmente será mais difícil para eles se concentrarem e fazerem o seu trabalho corretamente. O tempo para fazer barulho é depois que o dia de trabalho acabou, a menos que você seja um músico de rock ou um leiloeiro.

➢ *Respeitar os limites*

Seu trabalho pode exigir que você compartilhe um espaço com seus colegas de trabalho, seja um cubículo, um escritório ou um veículo. Se você estiver perto de outras pessoas durante o trabalho, não se esqueça de respeitar os limites delas e incentivá-las a respeitar as suas em troca.

Tente não receber chamadas telefônicas sobre questões não relacionadas ao trabalho se o seu parceiro de cubículo é silenciosamente focado em um projeto. Além disso, tente não divulgar muito sobre sua vida pessoal, pois isso pode ser muita informação para algumas pessoas. Esses limites serão diferentes de pessoa para pessoa, então se você não tem certeza se seu comportamento incomodará seu colega de trabalho, talvez seja melhor perguntar primeiro.

> ### *Aprenda a deixar ir*

Uma vez que você tenha tido uma disputa com um colega de trabalho, pode ser difícil para o seu relacionamento com ele ou ela voltar a um estado onde você pode trabalhar juntos de forma eficaz. Se a disputa foi resolvida, a melhor coisa que você pode fazer é se concentrar no trabalho. É claro que o seu colega de trabalho também terá de se concentrar em deixar ir.

Se eles ainda parecerem chateados com isso, veja se estão dispostos a falar sobre isso. Se eles lhe disserem por que eles ainda não estão satisfeitos após a disputa ter sido resolvida, faça o que puder para consertar as coisas entre vocês dois. Se os problemas persistirem entre vocês os dois, é melhor informar seu chefe ou supervisor.

Benefícios de trabalhar eficazmente com os outros

O trabalho em equipa é uma coisa maravilhosa. Pode levar algum tempo a todos para entrar na vibração. Mas quando isso acontece, é benéfico para todos os envolvidos, para não mencionar o sucesso da empresa. Estas são algumas das vantagens de trabalhar em conjunto no trabalho. Sim, pode ser feito!

✓ Preenchimento de Vazios

Trabalhar em conjunto preenche tipicamente as lacunas. Nem todos têm as mesmas habilidades ou educação. O trabalho em equipe permite que as pessoas contribuam com seu próprio conhecimento para um projeto ou problema como um todo.

Também é muito útil quando alguém está doente. Se ninguém salta para fazer o trabalho dessa pessoa, tudo pode parar até que o funcionário se sinta bem o suficiente para voltar ao trabalho. As empresas perdem negócios quando operam a menos de 100%.

✓ **Promove a competição saudável**

Não há absolutamente nada de errado com um pouco de concorrência saudável no local de trabalho. Isto conduz frequentemente a um aumento da produtividade, que é sempre encorajado. Ele também é um excelente motivador. Muitas vezes, quando os colegas de trabalho vêem seus colegas fazendo um excelente trabalho, eles querem fazer todo o possível para igualar (ou até mesmo exceder) o desempenho.

✓ Incentiva a resolução de conflitos

Não importa o quão bem você e seus companheiros de equipe trabalhem juntos como um grupo, há sempre a possibilidade de conflito de tempos em tempos. Não há garantias de que possam ser evitadas por completo. Isso se deve em parte ao fato de que os funcionários vêm de diferentes origens e têm diferentes estilos de fazer as coisas. É o que torna o mundo e o ambiente de trabalho tão interessantes.

Quando surgem conflitos, sua equipe é forçada a encontrar a solução mais adequada à situação. Esta é uma habilidade muito boa para se ter à mão, especialmente para aqueles interessados em futuras oportunidades promocionais.

✓ **Inspira a tomada de riscos**

Você pode não achar que correr riscos é algo que você deve tentar no trabalho. No entanto, há algo como assumir riscos "saudáveis". Pensa assim. Se você estivesse trabalhando em um projeto por conta própria e esse projeto falhasse de alguma forma, você seria responsável pelo fracasso em sua totalidade.

Por outro lado, se você está trabalhando em equipe, seus colegas de trabalho não só compartilham idéias, mas também o sucesso ou fracasso do resultado final. Em essência, o trabalho em equipa dá a todos no grupo a liberdade de pensar com segurança fora da caixa e pensar realmente em novas possibilidades.

✓ **Aumenta a eficiência**

Quanto mais efetivamente uma equipe de funcionários trabalha, mais trabalho eles podem fazer. Claro que ter mais pessoas significa poder fazer mais esforço. Mas uma grande equipa pode realmente ficar no caminho da outra se não estiver a trabalhar em conjunto de forma eficaz. Mesmo que você não trabalhe diretamente com uma equipe, uma comunicação eficaz com outros membros da sua organização ajuda a fazer as coisas o mais rápido possível.

✓ **Estabelece a Confiança**

Terminar um projeto com colegas de trabalho faz muito para construir um relacionamento com eles. Quando te ajudarem a fazer as coisas, saberás que podes voltar a confiar nelas no futuro. Esse sentimento de confiança lhe dará um nível de segurança que tornará muito mais fácil trabalhar e compartilhar idéias com seus colegas de trabalho.

Por outro lado, se os membros da equipe não confiarem uns nos outros, eles podem tomar decisões que não são boas para os negócios a longo prazo. Eles podem sentir que são os únicos membros da equipe que podem fazer o trabalho e, portanto, tentar fazer tudo sozinhos. Isto pode levar a uma séria queda na eficiência e, potencialmente, a problemas ainda maiores se o stress adicional levar este funcionário a cometer um erro.

Formação de novos colaboradores

Se você é responsável pela formação de novos funcionários no local de trabalho, ele terá um grande impacto sobre a sua impressão da organização como um todo. Se o seu treinamento for eficaz e você estiver lá para ajudá-los quando eles precisarem de você, eles verão que a empresa é útil e um bom lugar para trabalhar. Mas se você não lhes der a ajuda que eles precisam, é improvável que eles estabeleçam uma relação positiva com a empresa. Aqui estão algumas coisas para ter em mente enquanto você treina um novo funcionário.

> ➢ **_Foco na construção de pontos fortes_**

Ao trabalhar com um novo colaborador, esteja ciente das áreas em que ele se destaca e incentive-o a tirar partido da sua experiência. Isto não só os encorajará a fazer um bom trabalho agora, como também os preparará para obterem uma promoção para um emprego que se adeqúe às suas competências no futuro. Além disso, pergunte-lhes se eles têm outros pontos fortes que possam ajudá-los a fazer o trabalho. Eles podem ajudar a empresa de maneiras que você não tinha pensado antes.

> ### ➢ *Encontre recursos online (como você está fazendo agora)*

Há uma série de diferentes programas de aprendizagem disponíveis na Internet que são bem adequados para muitas empresas e organizações diferentes. Esses cursos normalmente incluem instruções escritas e vídeos instrutivos, bem como componentes interativos como questionários, quebra-cabeças ou até mesmo jogos. Com uma variedade tão grande de cursos disponíveis, você é obrigado a encontrar um curso para cada departamento em sua organização. Tudo o que é preciso é uma pequena pesquisa.

➢ *Pedir ajuda*

Se você tiver dificuldade em treinar novos funcionários, pode ser hora de pedir ajuda. As empresas de formação profissional no local de trabalho estão lá fora e podem ajudar a educar o seu pessoal num grande número de coisas.

Normalmente, estes grupos vêm diretamente ao seu local de trabalho para administrar o seu treinamento. No entanto, a assistência prestada pode ser bastante dispendiosa. Para minimizar os custos de treinamento, pense na sua equipe atual. Se algum deles tiver talento excepcional em uma das áreas cobertas pelo seu treinamento, pergunte-lhes se eles estariam dispostos a passar algum tempo com seus alunos. Eles podem ser capazes de fornecer idéias que não teriam ocorrido com você.

> ***Incentivar a aprendizagem***

É difícil ensinar alguém que não quer ouvir o que tens a dizer. E, se seus novos funcionários não estão entusiasmados com seu novo emprego, pode ser difícil treiná-los para fazer as coisas de forma eficaz.

É importante que você desperte interesse em seu aprendiz para que ele aprenda sobre seu trabalho, em vez de simplesmente lhe dizer o que fazer.

Certifique-se de que eles sabem que não há nada de errado em fazer perguntas, mesmo que seja menos sobre o seu trabalho e mais sobre a empresa como um todo. Quanto mais motivados estiverem para aprender, melhor será o seu desempenho ao longo do tempo.

Dá-lhes algo para que isso aconteça.

Depois de ter instruído o seu novo funcionário sobre como fazer o seu trabalho, dê-lhe algo para que eles possam ver o quanto do seu treinamento eles podem se lembrar. Não se esqueça de os vigiar como eles fazem, mas tente não interferir muito, a menos que precisem de ajuda. Não só lhe dá uma boa idéia do que eles aprenderam, mas também vai ajudá-los a encontrar maneiras de aplicá-lo ao seu novo emprego e ajudá-los a ter um senso de realização.

✓ **Mantenha a diversão**

Uma das coisas mais importantes que

você pode fazer para ajudar a construir um relacionamento entre seu aprendiz e sua organização é manter o tom leve e amigável. Isto não significa que deva tornar o seu treino menos eficaz, ou que não deva trabalhar tão arduamente durante o período de treino. Apenas não se esqueça de sorrir e manter as coisas positivas enquanto trabalha com eles. Não só tornará a aprendizagem do seu novo emprego mais agradável para eles, como a socialização com eles agora também poderá levar a fazer um novo amigo no futuro.

✓ **Tipos de conflitos no local de trabalho**

Tal como os conflitos na nossa vida pessoal, os conflitos no local de trabalho podem ser difíceis de evitar. Os litígios entre colegas de trabalho são frequentemente resolvidos sem problemas entre as partes envolvidas. No entanto, às vezes pode ser necessário contatar seu departamento de recursos humanos ou a gerência sênior para resolver o problema se o conflito não puder ser resolvido.

Parte da gestão eficaz de conflitos é saber com que tipo de conflito no local de trabalho você está lidando quando o problema surge.

✓ **Liderança**

Uma mudança na liderança, como um novo supervisor ou equipe gerencial, pode causar grandes conflitos entre os funcionários. Uma mudança repentina na liderança pode levar algum tempo para se acostumar e pode ser estressante para você e seus colegas de trabalho no processo.

Mudanças drásticas na liderança no trabalho levam as pessoas para fora de sua zona de conforto enquanto elas tentam se ajustar às novas regras e técnicas, tudo isso mantendo sua carga de trabalho. Embora no início possa parecer assustador, grande parte deste conflito pode ser evitado através de um resumo claro de quaisquer alterações introduzidas nas regras do local de trabalho.

✓ Conflitos de caráter

Os conflitos de personalidade são alguns dos problemas mais comuns entre os colegas de trabalho. Pode ser difícil entender os sinais sociais aos quais você não está acostumado, ou entender os maneirismos que diferem dos seus e das pessoas com quem você está em contato regular. É melhor tentar não levar as coisas tão pessoalmente para evitar confrontos desnecessários.

Se você não consegue pensar em uma razão pela qual seu colega está agindo negativamente com você, você pode ter notado algo que não estava lá. É muito improvável que o seu colega de trabalho decida arbitrariamente ser rude consigo.

É mais fácil mudar a si mesmo do que mudar os outros

Normalmente, a mudança para melhor não é fácil para qualquer um conseguir. Você não pode simplesmente estalar os dedos ou agitar uma varinha mágica e esperar que essas mudanças aconteçam da noite para o dia. Mas pensa como seria fantástico se fosse realmente possível realizar a tarefa!

No entanto, tenha isto em mente. Embora seja possível mudar a si mesmo (com um pouco de esforço - às vezes mais do que uma pessoa está disposta a colocar nele), é extremamente difícil mudar os outros. Além disso, quando pensas nisso, tens mesmo esse direito?

É difícil mudar uma situação em que não se tem cadastro e todos os factos. É o mesmo com uma pessoa. Até teres andado no lugar de alguém, não sabes porque é que essa pessoa age como ela age. Você pode ter uma idéia geral, mas generalidades não são suficientes.

Quer estejas no trabalho ou em qualquer outro lugar, sempre que tiveres vontade de mudar alguém, experimenta isto. Pense nas coisas que VOCÊ pode fazer para melhorar a questão. Sair e dizer a alguém que você acha que precisa mudar é uma maneira segura de começar maus sentimentos entre vocês dois. Honestamente, como você se sentiria se as coisas mudassem e alguém lhe dissesse que você precisava alterar a maneira como você faz as coisas?

Um bom exemplo disso é a gestão do tempo. Você percebe que um de seus colegas de trabalho está tendo dificuldade em cumprir o cronograma de conclusão de um projeto. Em vez de ir ao seu gerente com uma reclamação, por que não perguntar ao chefe se há alguma maneira de ajudar o indivíduo a permanecer no caminho certo? Você pode até mesmo aprender algo novo no processo.

Se alguém quer mudar e pede ajuda, é algo completamente diferente. Fazer todo o possível para ajudá-los ajudará a garantir a transformação que esperam alcançar. Às vezes, todas as necessidades individuais são um empurrão na direção certa. Vê as coisas assim: provavelmente fariam o mesmo por ti.

> ### *Quando chamar o chefe*

Muitos conflitos interpessoais no trabalho podem ser resolvidos sem o envolvimento da gerência. Seus colegas de trabalho são adultos, e você deve ser capaz de alcançar um resultado razoável para qualquer disputa que você possa ter. Embora seja uma boa idéia manter seu chefe informado sobre o que está acontecendo entre você e seus colegas de trabalho, ir até eles a cada edição pode levar seus colegas de trabalho a acreditar que você não está disposto a ouvir o lado deles da história.

No entanto, se nenhum de vocês quiser chegar a um compromisso sobre a questão, pode ser uma boa idéia que um supervisor ou representante de RH medite sobre o conflito para você. Defina um horário em que todos possam se encontrar para resolver o problema. Com uma parte neutra envolvida para ouvir ambos os lados da história, eles podem estar mais inclinados a parar qualquer comportamento que esteja causando um problema.

➢ *Obras Introvertidas*

Se você é um introvertido, você ainda pode aproveitar a orientação oferecida neste relatório. Não terás de depender dele tantas vezes. Se for do tipo tímido, considere candidatar-se ao seguinte tipo de trabalho. Se não encontrares um imediatamente, não desistas. Eles estão lá fora.

➢ *Cuidados com os animais*

Se você gosta de animais, pense em conseguir um emprego no consultório de um veterinário, num abrigo para animais ou até mesmo numa loja de animais de estimação. Embora o salário seja inferior a muitas outras oportunidades de emprego, a maior parte do tempo é dedicada ao trabalho com animais. Deixa a interacção com os humanos para os teus colegas extrovertidos.

➤ *Gerente de Mídia Social*

No início, isto pode parecer uma escolha estranha. Sim, o trabalho requer interacção com as pessoas. Mas como tudo é feito pela Internet, você não precisa estar cara a cara com as pessoas com quem está se comunicando. Com a crescente popularidade das plataformas sociais, é provável que haja sempre uma necessidade desta posição de gestão nos bastidores.

➤ *Repórter do Tribunal*

No momento em que escrevo, o Bureau of Labor Statistics indica que a renda média de um repórter tribunal é de apenas US $ 50.000 por ano. Embora um repórter do tribunal é obrigado a estar no tribunal, ele ou ela tem muito pouca interação com ninguém. A única vez que esse discurso é necessário é quando alguém pede ao indivíduo para ler parte da transcrição do tribunal.

> ***Escritor Freelancer***

Graças à popularidade da Internet, as oportunidades para a escrita freelance parecem estar em todo o lado. Melhor ainda, não precisas de um diploma universitário para começar. Se você pode escrever de uma maneira interessante e ter um conhecimento básico de gramática, os clientes estão lá fora esperando por sua ajuda.

Normalmente, o único momento em que

você tem que interagir com alguém é quando você está falando sobre um possível emprego ou tem perguntas para um cliente atual. Mesmo assim, quase tudo pode ser feito por e-mail.

> ### *Tradutor*

Se você fala uma ou mais línguas estrangeiras, por que não fazer uso adicional dessas habilidades? O trabalho de um tradutor é simplesmente converter documentos escritos ou gravações de áudio de um idioma para outro. Não é necessária a participação adicional de colegas de trabalho.

Outras opções possíveis, com interação humana limitada, incluem o seguinte:

- Motorista ou revendedor de caminhões
- Guarda de Segurança
- Contador
- Paisagista
- Concierge
- Técnico de laboratório ou investigador
- Artista
- Designer Gráfico

Para mais ideias, leve cerca de uma hora para fazer uma pesquisa online. Você provavelmente ficará surpreso com as sugestões de emprego para pessoas que preferem limitar a interação com colegas de trabalho.

Conclusão

Esta informação é apenas uma pequena amostra das coisas que você pode fazer para garantir que você sempre trabalhe bem com os outros, independentemente da descrição do seu cargo ou da posição que você ocupa na empresa. Obviamente, quanto mais fácil for para você interagir com seus colegas de trabalho e clientes, maiores as chances de obter um aumento ou promoção.

Você pode ter que trabalhar em algumas dessas coisas antes que elas comecem a parecer naturais. A boa notícia é que, se for esse o caso, está tudo bem. Não te castigues por isso. Não existe tal coisa como um empregado perfeito, não importa quanta educação ou experiência no campo que ele ou ela tem.

Em qualquer trabalho, dois dos traços
mais importantes a possuir são a
diligência e a honestidade. Desde que
exibam estas duas qualidades, é muito
provável que sejam bem sucedidos e,
melhor ainda, que se sintam bem em
fazer isso.

Assim como não há um funcionário
perfeito, não há trabalho perfeito ou
conjunto de colegas de trabalho.
Provavelmente haverá momentos em que
você se sentirá frustrado por ambos, o
que é perfeitamente natural. Durante
esses períodos, faça tudo o que puder
para se manter positivo sobre a situação.

Ser positivo é uma decisão que se toma.
Não depende apenas das coisas boas que
te acontecem. Se você permanecer
positivo mesmo quando as coisas não são

as melhores, é mais provável que seus colegas de trabalho percebam sua atitude e tentem igualá-la.

Algumas pessoas são mais introvertidas e preferem trabalhar sozinhas. Se te inserires nesta categoria, tudo bem. Desde que encontres um emprego que gostes de fazer, isso é o mais importante. No entanto, pode querer considerar isto. Praticando algumas das sugestões deste relatório, você pode gradualmente se encontrar um pouco mais extrovertido.

Se isso acontecer e você se sentir mais confortável com as pessoas, talvez seja hora de tentar ampliar seus horizontes profissionais. Esta nova sensação de confiança não vai acontecer da noite para o dia. Mas, com a prática na paciência, você pode eventualmente encontrar-se querendo trabalhar com os outros. E certamente não há nada de errado nisso.

Basta lembrar que tudo não vai acontecer da noite para o dia e que vai levar tempo até que você veja uma mudança em sua vida para melhor.

Agora sim, desejo-lhe o melhor em seus resultados, e lembre-se, tudo é prático; teoria sem ação não tem utilidade para você. Traz tudo o que se aprende para a vida real.

Um grande abraço, o teu amigo Gaston!

By the way, quando você conseguir seus resultados pouco a pouco, eu recomendo altamente que você, se você quiser melhorar suas habilidades sociais, eu recomendo altamente que você, o livro de um grande amigo meu, sobre "COMO CONTROlar a ANSIEDADE SOCIAL E

ATRAQUES PANICAS", é um livro que eu tenho certeza que vai ajudá-lo muito para evitar qualquer tipo de ansiedade. Sem mais delongas, você pode encontrá-lo no motor de busca da Amazônia, como: "Como controlar a ansiedade social e os ataques de pânico" ou procurando pelo seu nome, como: "Jorge O. Chiesa"... Mais uma vez, desejo-lhe sucesso nos seus resultados!